Anisha Deb
Abhinav Kumar

Membrana amniótica em Endodontia

Anisha Deb
Abhinav Kumar

Membrana amniótica em Endodontia

Aproveitamento do poder da membrana amniótica para a cura e regeneração

ScienciaScripts

Cover image: www.ingimage.com

This book is a translation from the original published under ISBN 978-620-7-63902-1.

Publisher:
Sciencia Scripts
is a trademark of
Dodo Books Indian Ocean Ltd. and OmniScriptum S.R.L publishing group

120 High Road, East Finchley, London, N2 9ED, United Kingdom
Str. Armeneasca 28/1, office 1, Chisinau MD-2012, Republic of Moldova, Europe
Printed at: see last page
ISBN: 978-620-8-13981-0

INTRODUÇÃO

- A membrana amniótica (MAM) é um material biológico notável que possui um potencial imenso em vários campos da medicina, incluindo a medicina dentária. Derivada da placenta, que envolve e protege o feto em desenvolvimento durante a gravidez, a membrana amniótica é uma membrana fina e semi-transparente composta por duas camadas distintas: a camada epitelial e a membrana basal.

- A camada epitelial está virada para o líquido amniótico, proporcionando uma barreira protetora contra agentes patogénicos externos e mantendo um ambiente estéril para o feto em desenvolvimento. Esta camada é constituída por uma única camada de células epiteliais, que são especializadas no transporte de fluidos e desempenham um papel crucial na regulação da troca de nutrientes e de produtos residuais entre o feto e o líquido amniótico.

- Por baixo da camada epitelial encontra-se a membrana basal, que é mais espessa e composta por uma matriz complexa de colagénio, fibronectina, laminina e outras proteínas da matriz extracelular. Esta membrana fornece suporte estrutural ao saco amniótico e serve como um andaime para a adesão, migração e proliferação celular. Contém também uma grande variedade de factores de crescimento, citocinas e outras moléculas bioactivas que desempenham papéis fundamentais na reparação dos tecidos, na cicatrização de feridas e na imunomodulação[1,2] .

Innermost Layer	Fetal Tissues	
↓	Amnion	Epithelial Layer
		Basement Membrane
		Stromal Layer
	Chorion	Reticular Layer
		Trophoblast Layer
Outermost Layer	Maternal Tissues	

- A composição única da membrana amniótica contribui para as suas notáveis propriedades terapêuticas, tornando-a um recurso inestimável na medicina regenerativa. Uma das suas caraterísticas mais notáveis é a sua capacidade de promover a regeneração dos tecidos e a cicatrização de feridas. A membrana basal da membrana amniótica contém factores de crescimento como o fator de crescimento epidérmico (EGF), o fator de crescimento transformador beta (TGF-β) e o fator de crescimento de fibroblastos (FGF), que estimulam a proliferação e diferenciação celular, levando à formação de novos tecidos.

- Além disso, a membrana amniótica apresenta fortes propriedades anti-inflamatórias, que ajudam a reduzir a inflamação e a evitar cicatrizes excessivas. Contém citocinas como a interleucina-10 (IL-10) e o antagonista do recetor da interleucina-1 (IL-1ra), que inibem as citocinas pró-inflamatórias e modulam as respostas imunitárias, promovendo assim um ambiente favorável à reparação dos tecidos[3,4] .

- A membrana amniótica está disponível em várias formas, incluindo membranas frescas, desidratadas e criopreservadas, bem como produtos derivados do líquido amniótico. A membrana amniótica fresca é normalmente obtida a partir de placentas doadas após partos por cesariana e processada para utilização em procedimentos médicos. As membranas desidratadas e criopreservadas são processadas para remover o excesso de água e preservar a sua integridade estrutural e bioatividade, permitindo o armazenamento a longo prazo e a facilidade de utilização em contextos clínicos.

- A membrana amniótica surgiu como uma ferramenta fascinante e versátil na medicina dentária, oferecendo uma gama de aplicações terapêuticas que vão muito além da sua utilização tradicional em obstetrícia. Derivada da camada mais interna da placenta, esta membrana fina e translúcida possui propriedades notáveis que a tornam um recurso inestimável em vários procedimentos dentários. Desde a promoção da cicatrização de feridas à redução da inflamação e até à estimulação da regeneração dos tecidos, a membrana amniótica revolucionou a prática dentária ao proporcionar uma alternativa natural e biocompatível aos métodos de tratamento convencionais.

- Nesta exploração abrangente, aprofundamos o papel multifacetado da membrana amniótica na medicina dentária, examinando a sua estrutura, propriedades e diversas aplicações. Iremos descobrir os seus mecanismos terapêuticos, utilizações clínicas e as provas que sustentam a sua eficácia em diferentes especialidades dentárias.

Compreender a membrana amniótica

A membrana amniótica é um tecido biologicamente ativo composto por um estroma avascular intercalado entre uma camada epitelial e uma membrana basal. Esta estrutura única confere-lhe várias propriedades essenciais que estão na base do seu potencial terapêutico:

1. **Propriedades anti-inflamatórias**: A membrana amniótica contém citocinas anti-inflamatórias e factores de crescimento como o TGF-β e a IL-10, que modulam a resposta inflamatória e promovem a reparação dos tecidos.
2. **efeitos anti-adesivos**: A sua superfície não é adesiva, evitando a adesão indesejada entre tecidos e facilitando a remoção fácil após a aplicação.
3. **promoção da angiogénese**: Os factores de crescimento, como o VEGF presente na membrana, estimulam a formação de novos vasos sanguíneos, melhorando a perfusão dos tecidos e promovendo a cicatrização.
4. **atividade antimicrobiana**: Alguns componentes da membrana amniótica possuem propriedades antimicrobianas, ajudando no controlo de infecções e reduzindo o risco de complicações pós-operatórias.

Aplicações em medicina dentária

Periodontia

Na terapia periodontal, a membrana amniótica serve de complemento aos tratamentos convencionais, como a destartarização e o alisamento radicular. Aplicada sobre locais cirúrgicos, acelera a cicatrização dos tecidos moles e reduz o desconforto pós-operatório. Além disso, a sua capacidade de modular a inflamação e promover a regeneração dos tecidos torna-a particularmente benéfica em procedimentos regenerativos, como a regeneração tecidular guiada (RTG) e a regeneração óssea guiada (ROG).

Cirurgia oral

Na cirurgia oral, a membrana amniótica encontra aplicações em vários procedimentos, incluindo a preservação do alvéolo, o aumento do rebordo e a gestão de comunicações oroantrais. As suas propriedades anti-inflamatórias e de cicatrização de feridas contribuem para uma recuperação mais rápida e para a redução da dor pós-operatória. Além disso, a sua conformabilidade permite uma fácil adaptação a superfícies irregulares da ferida, assegurando uma cobertura e proteção óptimas.

Endodontia

Na terapia endodôntica, a membrana amniótica tem-se mostrado promissora em procedimentos endodônticos regenerativos, onde é utilizada para criar um suporte para o crescimento de tecidos e promover a regeneração da polpa. Ao fornecer uma matriz biocompatível rica em factores de crescimento, apoia a proliferação e diferenciação de células estaminais no espaço do canal radicular, levando à formação de novos complexos dentina-polpa.

Implantologia

Em implantologia dentária, a membrana amniótica desempenha um papel crucial no aumento do sucesso dos procedimentos de implante. Aplicada à volta dos implantes dentários, promove a osteointegração e a cicatrização dos tecidos moles, reduzindo o risco de peri-implantite e de falha do implante. Além disso, as suas propriedades antimicrobianas ajudam a reduzir o risco de infecções pós-operatórias, garantindo a estabilidade do implante a longo prazo.

Medicina oral

Na medicina oral, a membrana amniótica é utilizada para o tratamento de várias doenças da mucosa, como o líquen plano oral, a estomatite aftosa recorrente e o penfigoide da membrana mucosa. Aplicada topicamente ou como enxerto, acalma a mucosa inflamada, promove a epitelização e reduz o risco de cicatrizes, proporcionando alívio sintomático e melhorando a qualidade de vida dos doentes.

Em conclusão, a membrana amniótica representa um avanço notável na terapêutica dentária, oferecendo uma solução natural e biocompatível para uma vasta gama de desafios clínicos. As suas propriedades únicas, aliadas à sua versatilidade e eficácia, posicionam-na como um recurso valioso no arsenal da medicina dentária moderna, prometendo melhores resultados para os pacientes e maior sucesso no tratamento. À medida que a nossa compreensão dos seus mecanismos e aplicações continua a evoluir, a membrana amniótica está preparada para desempenhar um papel cada vez mais importante na definição do futuro da prática dentária.

HISTÓRIA

A história da utilização da membrana amniótica (MAM) em medicina dentária é uma história de descoberta, inovação e procura incessante de melhores cuidados para os doentes. Embora a utilização da MAM em medicina remonte a milhares de anos, a sua aplicação em medicina dentária é um desenvolvimento mais recente, surgindo no final do século XX e início do século XXI.

Utilização precoce da membrana amniótica em medicina

- A história da utilização da membrana amniótica remonta às civilizações antigas, onde era utilizada pelas suas propriedades terapêuticas na cicatrização de feridas e na reparação de tecidos. Textos médicos egípcios e chineses antigos documentam a utilização da membrana amniótica como penso para queimaduras e feridas, reconhecendo a sua capacidade de promover a cicatrização e reduzir a inflamação.

- No século XX, a utilização da membrana amniótica ganhou impulso com os avanços da ciência e tecnologia médicas. Durante a Segunda Guerra Mundial, a membrana amniótica foi amplamente utilizada na medicina de campo de batalha para tratar queimaduras e promover a regeneração de tecidos em soldados feridos. A sua eficácia na promoção da cicatrização de feridas e na redução de cicatrizes estava bem documentada, lançando as bases para a sua adoção generalizada na medicina moderna[5,6,7,8] .

Introdução da membrana amniótica na medicina dentária

- A introdução da membrana amniótica na medicina dentária pode ser atribuída a investigadores e clínicos pioneiros que reconheceram o seu potencial para melhorar os tratamentos orais e maxilofaciais. Entre os primeiros proponentes da utilização da MAM em medicina dentária esteve o Dr. Paul Petrungaro, um periodontista e investigador americano, que começou a explorar as aplicações da MAM na terapia periodontal no final da década de 1990.

- No final dos anos 90 e início dos anos 2000, o Dr. Petrungaro efectuou vários estudos que investigaram a utilização do AM na regeneração periodontal e no aumento de tecidos moles. A sua investigação demonstrou a capacidade do AM para estimular a regeneração do tecido periodontal, reduzir a inflamação e melhorar a cicatrização de feridas em doentes com doença periodontal. Estas descobertas abriram o caminho para a integração do AM nos tratamentos periodontais de rotina, revolucionando o campo da periodontia.

- Na mesma altura, outros investigadores e clínicos de todo o mundo estavam também a explorar as potenciais aplicações da AM na medicina dentária. No Japão, o Dr. Takayoshi Yamaza, um investigador proeminente no campo da medicina dentária regenerativa, realizou estudos pioneiros sobre a utilização da AM na regeneração da polpa dentária e na engenharia de tecidos periodontais. O seu trabalho lançou as bases para o desenvolvimento de novas terapias regenerativas utilizando suportes e factores de crescimento derivados do AM.

VANTAGENS DA UTILIZAÇÃO DA MEMBRANA AMNIÓTICA EM ENDODONTIA

A utilização da membrana amniótica (MAM) na endodontia apresenta várias vantagens, constituindo um promissor complemento aos procedimentos endodônticos tradicionais. A endodontia, o ramo da medicina dentária que se dedica ao tratamento de doenças e lesões da polpa dentária e dos tecidos circundantes, pode beneficiar das propriedades únicas da AM de várias formas. Eis algumas das principais vantagens da utilização da membrana amniótica na endodontia:

1. **Propriedades biológicas**: A membrana amniótica é rica em factores de crescimento, citocinas e proteínas da matriz extracelular que promovem a regeneração dos tecidos e a cicatrização de feridas. Quando aplicada em procedimentos endodônticos, a AM pode melhorar o processo de cicatrização e promover a regeneração de tecidos danificados, incluindo a polpa dentária e os tecidos periapicais.

2 - **Efeitos anti-inflamatórios**: A inflamação é uma caraterística comum de muitas condições endodônticas, como a pulpite e as lesões periapicais. A membrana amniótica possui propriedades anti-inflamatórias potentes, que ajudam a reduzir a inflamação e a criar um ambiente favorável à reparação dos tecidos. Ao modular as respostas imunitárias e inibir as citocinas pró-inflamatórias, a AM pode aliviar a dor e o desconforto associados às infecções endodônticas.

3. **Regeneração de tecidos**: A membrana amniótica tem a capacidade de estimular a proliferação e a diferenciação de vários tipos de células, incluindo células estaminais da polpa dentária (DPSCs) e células estaminais mesenquimais periapicais (P-MSCs). Ao promover a regeneração da polpa dentária e dos tecidos periapicais, a AM pode ajudar na reparação de dentes danificados ou doentes, evitando potencialmente a necessidade de extração ou de procedimentos de restauração extensos.

4. **redução de cicatrizes**: A cicatrização e a fibrose são sequelas comuns dos tratamentos endodônticos, particularmente nos casos de cirurgia periapical e endodontia regenerativa. A aplicação da membrana amniótica pode ajudar a reduzir as cicatrizes, promovendo a formação de tecido saudável e funcional. A sua capacidade de modular a atividade dos fibroblastos e de promover a remodelação da matriz extracelular contribui para um resultado de cicatrização mais favorável.

5. **Biocompatibilidade e segurança**: A membrana amniótica é um material biologicamente inerte e bem tolerado pelos tecidos do hospedeiro. A sua biocompatibilidade e ausência de imunogenicidade tornam-na uma opção segura para utilização em procedimentos endodônticos, minimizando o risco de reacções adversas ou rejeição. Além disso, o AM é obtido a partir de placentas doadas por dadores saudáveis e selecionados, garantindo um elevado nível de segurança e controlo de qualidade.

6. **facilidade de aplicação**: A membrana amniótica está disponível em várias formas, incluindo membranas desidratadas e produtos derivados do líquido amniótico, que são fáceis de manusear e aplicar em ambientes clínicos. Estes produtos podem ser facilmente incorporados nos procedimentos endodônticos existentes, proporcionando aos clínicos um meio conveniente e eficaz de melhorar os resultados do tratamento.

7. **redução da dor e do desconforto pós-operatórios**: As propriedades anti-inflamatórias e analgésicas da membrana amniótica contribuem para uma redução da dor e do desconforto pós-operatórios após os procedimentos endodônticos. Ao minimizar a inflamação e promover a reparação dos tecidos, a AM pode ajudar a melhorar o conforto e a satisfação do paciente durante o período de recuperação.

8. **melhoria do selamento do canal radicular**: Nos casos em que a obturação do canal radicular é difícil, como em dentes com anatomia complexa ou ramificações apicais, a aplicação de membrana amniótica pode ajudar a obter um melhor selamento. A AM pode ser utilizada como adjuvante dos materiais de obturação tradicionais, proporcionando uma barreira adicional para evitar a entrada de bactérias e melhorar o sucesso a longo prazo dos tratamentos endodônticos.

Em resumo, a utilização da membrana amniótica na endodontia oferece várias vantagens, incluindo as suas propriedades biológicas, efeitos anti-inflamatórios, promoção da regeneração dos tecidos, redução de cicatrizes, biocompatibilidade, facilidade de aplicação e melhoria do selamento dos canais radiculares. Ao aproveitar o potencial terapêutico da AM, os clínicos podem melhorar os resultados dos tratamentos endodônticos e proporcionar aos pacientes resultados mais previsíveis e bem-sucedidos[9,10,11,12,13] .

DESVANTAGENS DA UTILIZAÇÃO DA MEMBRANA AMNIÓTICA EM ENDODONTIA

Embora a membrana amniótica (MAM) ofereça várias vantagens na endodontia, é importante reconhecer as potenciais desvantagens ou limitações associadas à sua utilização. Seguem-se algumas das principais desvantagens da utilização da membrana amniótica em endodontia:

1. **Custo**: Uma das principais desvantagens da utilização da membrana amniótica na endodontia é o seu custo. Os produtos derivados da AM, incluindo as membranas desidratadas e os materiais derivados do líquido amniótico, podem ser relativamente caros em comparação com os materiais endodônticos tradicionais. Este custo pode limitar a sua acessibilidade a alguns pacientes ou consultórios, particularmente aqueles com restrições orçamentais.

2. **Disponibilidade limitada**: Apesar dos avanços nas técnicas de processamento e armazenamento de tecidos, a disponibilidade da membrana amniótica pode ainda ser limitada. A obtenção de placentas de dadores e o processamento de produtos derivados da AM requerem protocolos rigorosos e instalações especializadas, que podem não estar prontamente disponíveis em todas as regiões. A disponibilidade limitada pode restringir a adoção generalizada da AM na prática endodôntica.

3. **Requisitos de manuseamento e armazenamento**: A membrana amniótica, particularmente as membranas frescas ou criopreservadas, requer um manuseamento e armazenamento cuidadosos para manter a sua integridade estrutural e bioatividade. Condições de armazenamento inadequadas ou um manuseamento incorreto podem comprometer a qualidade da membrana, reduzindo a sua eficácia em aplicações clínicas. Os médicos têm de seguir diretrizes rigorosas para o armazenamento e manuseamento de produtos derivados da AM, o que aumenta a complexidade do processo de tratamento.

4. **risco de transmissão de doenças**: Embora existam protocolos extensivos de rastreio e processamento para minimizar o risco de transmissão de doenças, existe ainda um pequeno risco potencial associado à utilização da membrana amniótica. O rastreio das dadoras pode não detetar todos os agentes infecciosos e, apesar dos métodos de processamento rigorosos, podem permanecer vírus ou bactérias residuais. Embora o

risco seja baixo, não pode ser completamente eliminado, o que constitui uma preocupação para a segurança dos doentes.

5. **Resultados clínicos variáveis**: Os resultados clínicos associados à utilização da membrana amniótica em endodontia podem variar dependendo de factores como a seleção do doente, a técnica de tratamento e as caraterísticas específicas da membrana utilizada. Embora alguns estudos tenham relatado resultados positivos, outros não mostraram diferenças significativas em comparação com os tratamentos convencionais. A variabilidade dos resultados pode dificultar a previsão da eficácia da AM em casos individuais.

6. **Considerações regulamentares**: A utilização da membrana amniótica em endodontia pode estar sujeita a restrições ou requisitos regulamentares em algumas jurisdições. As agências reguladoras podem impor regulamentos rigorosos sobre a aquisição, processamento e utilização de produtos derivados da MVA para garantir a segurança do paciente e a qualidade do produto. O cumprimento dos requisitos regulamentares acrescenta uma camada adicional de complexidade à utilização da MVA na prática clínica.

7) **Falta de estudos a longo prazo**: Apesar do crescente interesse no uso da membrana amniótica na endodontia, há uma escassez de estudos clínicos a longo prazo que avaliem a sua eficácia e segurança. A maioria dos estudos concentrou-se em resultados de curto prazo, e os efeitos de longo prazo da MAM na cicatrização do canal radicular, na saúde periapical e nas taxas de sucesso do tratamento permanecem amplamente desconhecidos. A falta de dados a longo prazo limita a nossa compreensão da durabilidade e sustentabilidade dos tratamentos baseados em AM na endodontia.

8. **potencial para reacções alérgicas**: Embora a membrana amniótica seja geralmente bem tolerada pela maioria dos doentes, existe um pequeno risco de reacções alérgicas ou sensibilidades em alguns indivíduos. Podem ocorrer reacções de hipersensibilidade aos componentes da membrana, como o colagénio ou os factores de crescimento, que podem provocar inflamação ou desconforto local. Os médicos devem estar atentos à monitorização dos doentes para detetar sinais de reacções alérgicas quando utilizam a AM em procedimentos endodônticos.

Em conclusão, embora a membrana amniótica ofereça várias vantagens na endodontia, incluindo as suas propriedades biológicas e a capacidade de promover a regeneração dos tecidos, é importante considerar as potenciais desvantagens, tais como o custo, a disponibilidade limitada, os requisitos de manuseamento, o risco de transmissão de doenças, os resultados variáveis, as considerações regulamentares, a falta de estudos a longo prazo e o potencial para reacções alérgicas. Os clínicos devem ponderar cuidadosamente estes factores quando consideram a utilização da membrana amniótica em tratamentos endodônticos e adaptar os planos de tratamento às necessidades individuais dos pacientes[14,15,16] .

APLICAÇÃO CLÍNICA DA MEMBRANA AMNIÓTICA EM ENDODONTIA

A aplicação clínica da membrana amniótica (MAM) na endodontia oferece uma abordagem promissora para melhorar os resultados de vários procedimentos endodônticos. Apresentamos de seguida algumas das principais aplicações clínicas da AM em endodontia:

1. **Pulpotomia e Regeneração Pulpar**:
   - O AM pode ser utilizado como um andaime ou membrana de barreira em procedimentos vitais de terapia pulpar, como a pulpotomia.
   - A aplicação de AM sobre a ferida pulpar pode promover a cicatrização e a regeneração dos tecidos, proporcionando um ambiente propício para a reparação do tecido pulpar.
   - Os factores de crescimento derivados do AM estimulam a proliferação e diferenciação das células estaminais da polpa dentária (DPSCs), ajudando na regeneração do complexo dentina-polpa.
2. **terapia do canal radicular**:
   - Em casos de polpa necrótica ou periodontite apical, o AM pode ser utilizado como adjuvante na terapia do canal radicular para melhorar a cicatrização e promover a regeneração do tecido periapical.
   - AM pode ser colocado sobre o ápice da raiz ou no interior do canal radicular como uma membrana de barreira para evitar a entrada de bactérias e promover a reparação do tecido periapical.
   - As suas propriedades anti-inflamatórias ajudam a reduzir a dor pós-operatória e o inchaço associados ao tratamento do canal radicular.
3. **endodontia regenerativa**:
   - O AM desempenha um papel crucial nos procedimentos endodônticos regenerativos destinados a restaurar a vitalidade e a função de dentes permanentes imaturos com polpa necrótica.

- Os factores de crescimento derivados do AM e as proteínas da matriz extracelular criam um microambiente propício ao recrutamento de células estaminais, à diferenciação e à regeneração dos tecidos.
- O AM pode ser utilizado como um suporte para fornecer células estaminais, factores de crescimento e moléculas bioactivas para o espaço do canal radicular, promovendo a dentinogénese e o desenvolvimento da raiz.

4. **cirurgia apical (apicoectomia)**:
   - Em casos de lesões periapicais persistentes ou infecções da extremidade da raiz, o AM pode ser utilizado como uma membrana de barreira durante a cirurgia apical para melhorar a cicatrização do tecido periapical.
   - A colocação de AM sobre o ápice da raiz ressecada ajuda a evitar o crescimento epitelial e promove a formação de um selamento favorável do tecido periapical.
   - As suas propriedades anti-inflamatórias e regenerativas ajudam a reduzir as complicações pós-operatórias e a promover uma cicatrização mais rápida.

5. **tratamento de lesões periapicais e fístulas**:
   - AM pode ser aplicado topicamente ou colocado em lesões periapicais ou fístulas para promover a cicatrização dos tecidos e reduzir a inflamação.
   - Os seus efeitos anti-inflamatórios ajudam a resolver as lesões periapicais crónicas e a reduzir o tamanho das radiolucências periapicais.
   - Os factores de crescimento derivados do AM estimulam a angiogénese e a proliferação de fibroblastos, ajudando na reparação dos tecidos periapicais.

6. **Preservação do osso alveolar**:
   - Após a extração do dente ou cirurgia endodôntica, a AM pode ser utilizada para preservar o osso alveolar e promover a cicatrização do alvéolo.
   - A colocação de AM sobre o alvéolo de extração ou o local do defeito ajuda a manter a arquitetura do rebordo alveolar e promove a regeneração óssea.

- As suas propriedades osteogénicas estimulam a diferenciação das células estaminais mesenquimais em osteoblastos, levando à formação de novo osso.

7. **tratamento de defeitos de reabsorção**:
   - Em casos de reabsorção radicular inflamatória externa ou reabsorção por substituição, o AM pode ser utilizado para travar os processos de reabsorção e promover a reparação.
   - A colocação de AM sobre o defeito de reabsorção actua como uma membrana de barreira para evitar mais reabsorção e facilitar a regeneração dos tecidos.
   - Os factores de crescimento derivados do AM promovem a formação de cemento reparador e ligamento periodontal, restaurando a integridade da raiz do dente.

8. **tratamento das lesões traumáticas**:
   - AM pode ser utilizado no tratamento de lesões dentárias traumáticas, tais como avulsão, luxação ou fracturas radiculares.
   - As suas propriedades anti-inflamatórias e regenerativas ajudam a reduzir a inflamação pulpar e a promover a cicatrização dos tecidos periapicais danificados.
   - A colocação de AM sobre a polpa ou superfície radicular lesionada ajuda a proteger os tecidos expostos e facilita a reparação.

Em resumo, a aplicação clínica da membrana amniótica na endodontia oferece uma abordagem versátil e eficaz para melhorar os resultados de vários procedimentos endodônticos. Ao aproveitar as propriedades regenerativas e anti-inflamatórias da MAM, os clínicos podem promover a cicatrização dos tecidos, reduzir as complicações pós-operatórias e melhorar o prognóstico a longo prazo dos dentes tratados endodonticamente[17,18,19,20,21].

VÁRIAS FORMAS UTILIZADAS DE MEMBRANA AMNIÓTICA

A membrana amniótica (AM) é utilizada sob várias formas, cada uma oferecendo vantagens e aplicações únicas. Aqui estão as várias formas de membrana amniótica utilizadas em medicina dentária:

1. **membrana amniótica fresca**:
   - A membrana amniótica fresca é obtida a partir de placentas doadas após partos por cesariana.
   - É processado e preparado para uso clínico num curto espaço de tempo para manter a sua atividade biológica e integridade estrutural.
   - O AM fresco é normalmente utilizado no seu estado nativo, sem qualquer processamento adicional, tornando-o rico em factores de crescimento, citocinas e proteínas da matriz extracelular.
2. **membrana amniótica desidratada**:
   - A membrana amniótica desidratada é processada para remover o excesso de água e preservar as suas propriedades biológicas.
   - A desidratação reduz o risco de contaminação microbiana e prolonga o prazo de validade da membrana.
   - O AM desidratado pode ser reidratado antes de ser utilizado, mergulhando-o em soro fisiológico estéril ou noutra solução apropriada.
3. **membrana amniótica criopreservada**:
   - A membrana amniótica criopreservada é congelada e armazenada a baixas temperaturas para manter a sua atividade biológica.
   - A criopreservação permite o armazenamento a longo prazo do AM, preservando a sua integridade estrutural e propriedades regenerativas.
   - O AM criopreservado pode ser descongelado e utilizado conforme necessário, proporcionando uma opção conveniente e prontamente disponível para utilização clínica.

4. **produtos derivados do líquido amniótico**:

- O líquido amniótico, o líquido que envolve o feto no saco amniótico, contém um conjunto rico de factores de crescimento, citocinas e células estaminais.
- Os produtos derivados do líquido amniótico são obtidos através do processamento e concentração do líquido amniótico para extrair os seus componentes bioactivos.
- Estes produtos incluem concentrados de líquido amniótico, exossomas derivados do líquido amniótico e células estaminais derivadas do líquido amniótico.
- Os produtos derivados do líquido amniótico podem ser utilizados isoladamente ou em combinação com outras formas de AM para melhorar a regeneração dos tecidos e a cicatrização de feridas.

5. **andaimes de membrana amniótica**:

- Os suportes de membrana amniótica são preparados através da descelularização e esterilização da membrana amniótica para remover os componentes celulares, preservando a sua matriz extracelular.
- Estes suportes fornecem uma estrutura tridimensional para a fixação, proliferação e diferenciação das células.
- Os suportes de membrana amniótica podem ser utilizados como matriz regenerativa para aplicações de engenharia de tecidos, como a regeneração guiada de tecidos e o aumento ósseo.

6. **enxertos de membrana amniótica**:

- Os enxertos de membrana amniótica são preparados através do corte e dimensionamento da membrana amniótica para se adaptar a defeitos ou locais cirúrgicos específicos.
- Estes enxertos podem ser utilizados para cobrir superfícies radiculares expostas, aumentar o tecido mole ou reparar defeitos na mucosa oral.

- Os enxertos de membrana amniótica podem ser suturados ou fixados no local com adesivos de tecidos, proporcionando uma barreira ou um suporte para a regeneração dos tecidos.

7. **Folhas de membrana amniótica**:

   - As folhas de membrana amniótica são membranas finas e flexíveis que podem ser facilmente manipuladas e aplicadas em locais cirúrgicos.
   - Estas folhas podem ser utilizadas para cobrir grandes áreas de osso exposto ou tecido mole, como em procedimentos de preservação de alvéolos ou de aumento de cristas.
   - As folhas de membrana amniótica proporcionam uma barreira protetora e promovem a cicatrização e regeneração dos tecidos.

8. **Partículas de Membrana Amniótica**:

   - As partículas de membrana amniótica são pequenos fragmentos ou grânulos de membrana amniótica que podem ser utilizados para preencher defeitos ou espaços vazios em ossos ou tecidos moles.
   - Estas partículas podem ser misturadas com outros biomateriais, como enxertos ósseos ou cola de fibrina, para melhorar as suas caraterísticas de manuseamento e propriedades regenerativas.
   - As partículas de membrana amniótica promovem a integração e regeneração dos tecidos, facilitando a reparação de defeitos ósseos ou deficiências dos tecidos moles.

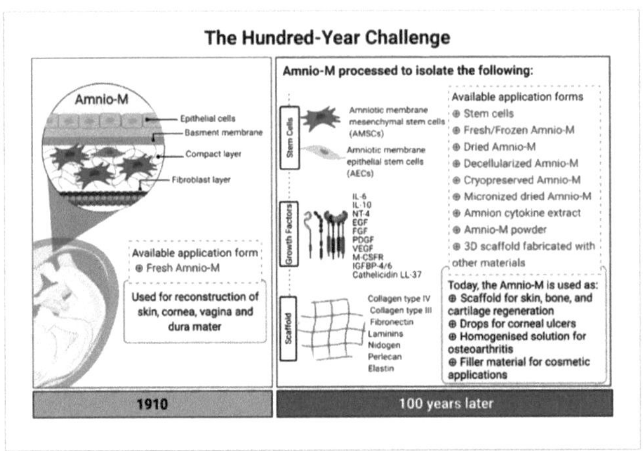

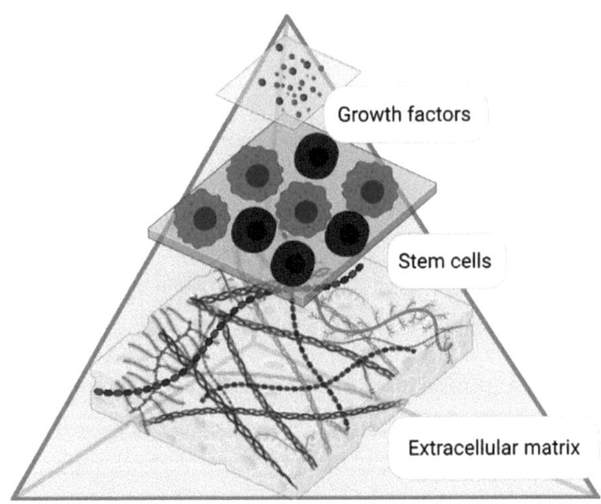

Elkhenany H, El-Derby A, Abd Elkodous M, Salah RA, Lotfy A, El-Badri N. Aplicações da membrana amniótica na engenharia e regeneração de tecidos: o desafio dos cem anos. Stem Cell Res Ther. 2022 Jan 10;13(1):8. [22]

PROTOCOLO PARA A DESCELULARIZAÇÃO DA MEMBRANA AMNIÓTICA HUMANA

1. Métodos de descelularização
2. Protocolo de descelularização à base de detergentes
3. Extração e processamento de líquido amniótico humano
4. O processo de descelularização
5. Descrição do processo de descelularizaçãoTécnicas ou protocolos alternativos
6. Protocolo para descelularização à base de enzimas
7. Protocolo de descelularização baseado na mecânicaNormas e considerações de segurança
8. Vantagens e desvantagens

Métodos de descelularização

- Protocolo de descelularização à base de detergentes
- Extração e processamento de líquido amniótico humano
- Depois de um parto por cesariana, obter placentas humanas de mães saudáveis que tenham dado o seu consentimento, em condições estéreis. As amostras devem ser negativas para hepatite B e C, sífilis, micoplasma, gonorreia, citomegalovírus, toxoplasmose, Treponema pallidum e vírus da imunodeficiência humana dos tipos I e II. É necessário efetuar o ensaio de lisado de amebócitos de Limulus (LAL) nas amostras. Colocar a placenta recuperada num recipiente contendo PBS que tenha sido reforçado com um cocktail de antibióticos, mantendo uma esterilidade rigorosa.
- As placentas devem ser levadas para um laboratório para iniciar o procedimento de descelularização. Lavar as placentas três vezes num exaustor de fluxo laminar de classe II de cultura celular, utilizando água desionizada.
- Separar cuidadosamente a camada de âmnio do córion e, em seguida, transferir o HAM para PBS estéril **(Sanluis-Verdes et al., 2015).**

O processo de descelularização

- Remover cuidadosamente os restos de sangue com um raspador de células.
- Utilizar água destilada para lavar o fiambre várias vezes.
- Colocar o HAM em infusão durante 30 minutos a 37°C numa solução de EDTA a 0,2%.
- Utilizar uma solução de NaOH 0,5M para tratar o HAM durante 30 segundos.
- Agitar bem depois de transferir o HAM para uma solução de NH4Cl a 5%. Utilizar PBS para lavar o HAM três vezes.
- Colocar o presunto no congelador a 80°C durante duas horas.
- Durante 24 horas, liofilizar o fiambre.
- Utilizar uma embalagem de película dupla para selar o HAM e, em seguida, irradiação gama (25 kGy) para o esterilizar. É possível conservar o HAM esterilizado à temperatura ambiente (RT).
- A ilustração metódica do procedimento de descelularização à base de detergente é fornecida abaixo.

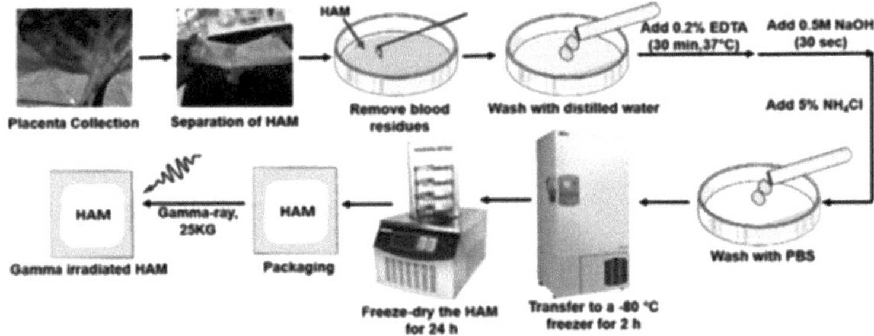

Processo de descelularização passo a passo à base de detergente. O HAM fresco é separado do córion, seguido de lavagem e tratamento com EDTA e NaOH. O HAM descelularizado é depois seco em liofilizador, selado em película de embalagem dupla e esterilizado por irradiação gama com uma dose de 25kGy.

Descrição do processo de descelularização

Numerosos testes, incluindo a coloração com hematoxilina e eosina (H&E), 40,6-dia-midina-20-fenilindole dicloridrato (DAPI) ou Hoechst 33342, e o ensaio de contagem de ADN, podem ser utilizados para avaliar se as células foram ou não removidas com sucesso após o processo de descelularização (Gholipourmalekabadi, Mozafari, et al., 2015; Wilshaw et al., 2006). O colagénio, a fibronectina, a elastina e outros componentes da matriz extracelular (ECM) podem ser corados com imunohistoquímica (IHC) para avaliar os efeitos da descelularização na matriz.

Diferentes métodos ou protocolos

Apresentam-se de seguida mais duas técnicas fiáveis para a descelularização do HAM. Protocolo para descelularização à base de enzimas

- Reunir e preparar o HAM Manter o tampão Tris hipotónico HAMina, que contém 0,1% de EDTA e aprotinina (10 KIU/mL; pH 7,6), incubado durante 16 horas a 4 °C.
- Colocar o HAM numa solução salina tamponada com Tris (TBS) contendo 0,03% de dodecil sulfato de sódio (SDS), 0,1% de EDTA e aprotinina (10 KIU/mL; pH 7,6). Em seguida, agitar durante 24 horas à temperatura ambiente.
- Utilizar TBS (pH 7,6) isento de inibidores de proteases para lavar o gamão. Adicionar DNase (50U/mL) e RNase (1U/mL) ao HAM e incubar durante três horas a 37°C, com agitação suave, num tampão de reação que contenha ácido clorídrico Tris 50mM (Tris-HCl), cloreto de magnésio 10mM e albumina de soro bovino 50 mg/mL (pH 7,5).
- Lavar o HAM com TBS. Durante três horas à temperatura ambiente, agitar suavemente a amostra com ácido peracético a 0,1% em PBS sem magnésio e cálcio (PBSa, pH 7,2-7,4). Utilizar TBS para lavar o HAM três vezes.
- Colocar o presunto no congelador a 80°C durante duas horas.
- Durante 24 horas, liofilizar o fiambre.
- Após a irradiação gama (25 kGy), selar o HAM com uma embalagem de película dupla (Trosan et al., 2018).

Protocolo de descelularização de base mecânica

- Reunir e preparar o HAM
- Colocar a amostra num meio de congelação contendo DMSO/PBS (proporção de 5 ou 10% v/v) ou glicerol/PBS (proporção de 1:4 ou 1:2) e colocá-la num congelador a 80°C.
- Depois de descongelar o fiambre, efetuar três lavagens com PBS e, com um raspador de células, remover cuidadosamente as células.
- Utilizar PBS ou solução salina normal para lavar o HAM três vezes (Nourietal., 2018)[23,24,25,26].

Normas e considerações de segurança

1. A Declaração de Helsínquia deve ser respeitada na recolha de amostras.
2. Devem ser mantidas condições estéreis durante todos os processos.

Vários métodos de processamento

O processamento da membrana amniótica para utilização em endodontia envolve várias etapas para garantir a sua segurança e eficácia. A membrana amniótica (AM) tem ganho atenção na medicina regenerativa devido às suas propriedades únicas, incluindo capacidades anti-inflamatórias, anti-fibróticas, anti-microbianas e de cicatrização de feridas. Na endodontia, tem-se mostrado promissora na regeneração dos tecidos periapicais e na promoção da cicatrização após procedimentos de canal radicular. Aqui está um guia completo sobre os vários métodos para processar e utilizar a membrana amniótica em endodontia.

1. Introdução à Membrana Amniótica (AM)

A membrana amniótica é uma membrana fina e avascular derivada da camada mais interna da placenta. É constituída por uma camada epitelial, uma membrana basal e uma camada estromal que contém vários factores de crescimento e citocinas. Estes componentes contribuem para as suas propriedades regenerativas.

2. Métodos de processamento

São utilizados vários métodos para processar a membrana amniótica para garantir a sua segurança, a preservação dos factores bioactivos e a facilidade de aplicação em endodontia.

A. Membrana amniótica fresca

A membrana amniótica fresca pode ser utilizada sem qualquer processamento. No entanto, requer um manuseamento, armazenamento e rastreio cuidadoso do dador para evitar a contaminação e a transmissão de doenças infecciosas.

B. Criopreservação

A criopreservação envolve o congelamento da membrana amniótica a temperaturas ultrabaixas para manter a sua integridade estrutural e bioatividade. Este método permite o armazenamento a longo prazo da membrana amniótica, preservando as suas propriedades regenerativas.

C. Desidratação

Os métodos de desidratação removem a água da membrana amniótica, resultando num produto seco e estável. Para a desidratação, podem ser utilizadas técnicas como a liofilização ou a secagem ao ar. A membrana amniótica desidratada pode ser armazenada à temperatura ambiente durante longos períodos.

D. Esterilização

A esterilização da membrana amniótica é crucial para garantir a sua segurança para utilização clínica. Podem ser utilizados métodos como a irradiação gama, a esterilização por gás de óxido de etileno ou a irradiação por feixe de electrões, mantendo a integridade da membrana e dos seus componentes bioactivos.

E. Descelularização

A descelularização remove os componentes celulares da membrana amniótica, preservando a sua matriz extracelular e os factores bioactivos. Este processo reduz o risco de rejeição imunitária e de transmissão de agentes infecciosos. A membrana amniótica descelularizada fornece um suporte para a migração celular e regeneração de tecidos.

3. Aplicação da Membrana Amniótica em Endodontia

A membrana amniótica pode ser utilizada de várias formas em procedimentos endodônticos para promover a cicatrização e a regeneração.

A. Cirurgia periapical

Na cirurgia periapical, a membrana amniótica pode ser utilizada como uma membrana de barreira para evitar o crescimento epitelial no defeito e promover a regeneração periodontal. É colocada sobre o defeito após a ressecção da extremidade da raiz e o preenchimento posterior.

B. Tratamento do canal radicular

A membrana amniótica pode ser incorporada em procedimentos endodônticos regenerativos para melhorar a reparação e a regeneração dos tecidos. Pode ser utilizada como um suporte para a entrega de células estaminais ou como uma membrana de barreira para guiar o crescimento dos tecidos.

C. Pulpotomia

Nos casos de dentes imaturos com exposição pulpar, a membrana amniótica pode ser colocada sobre a polpa exposta para promover a revascularização pulpar e a deposição de dentina.

D. Apexificação

A membrana amniótica pode ajudar nos procedimentos de apexificação, promovendo a formação de uma barreira calcificada no ápice da raiz. Fornece um suporte para o crescimento de tecido e ajuda a selar o ápice.

E. Revascularização

A membrana amniótica pode ser utilizada em procedimentos de revascularização para promover a revascularização da polpa e o desenvolvimento da raiz em dentes imaturos. Fornece um suporte biocompatível para a colonização e diferenciação de células estaminais.

4. Estudos clínicos e relatos de casos

Vários estudos clínicos e relatos de casos avaliaram a eficácia da membrana amniótica em procedimentos endodônticos.

A. Cirurgia periapical

Estudos demonstraram a utilização da membrana amniótica na cirurgia periapical para melhorar a cicatrização e reduzir as complicações pós-operatórias. A membrana impede eficazmente o crescimento epitelial e promove a regeneração periodontal.

B. Endodontia regenerativa

Nos procedimentos endodônticos regenerativos, a membrana amniótica tem mostrado resultados promissores na promoção da revascularização pulpar, deposição de dentina e desenvolvimento radicular em dentes imaturos.

C. Apexificação

A membrana amniótica tem sido usada com sucesso em procedimentos de apexificação para induzir a formação de uma barreira calcificada no ápice da raiz, permitindo a obturação subsequente do canal radicular.

D. Pulpotomia

Relatos de casos têm demonstrado o sucesso da utilização da membrana amniótica em procedimentos de capeamento pulpar direto e pulpotomia, levando à revascularização pulpar e à deposição de dentina.

5. Direcções e desafios futuros

Embora a membrana amniótica se revele muito promissora na endodontia, ainda há desafios a ultrapassar e caminhos para mais investigação.

A. Normalização dos métodos de tratamento

A padronização dos métodos de processamento é essencial para garantir a consistência e a qualidade dos produtos de membrana amniótica. Isto inclui a otimização dos protocolos de criopreservação, desidratação, esterilização e descelularização.

B. Estudos clínicos a longo prazo

São necessários estudos clínicos de longo prazo para avaliar a eficácia e a segurança da membrana amniótica em procedimentos endodônticos. Estes estudos devem avaliar os resultados do tratamento durante períodos alargados e compará-los com as técnicas convencionais.

C. Estudos mecanísticos

São necessários mais estudos mecanicistas para elucidar os mecanismos celulares e moleculares subjacentes aos efeitos regenerativos da membrana amniótica na endodontia. Isto ajudará a otimizar a sua utilização e a melhorar os resultados do tratamento.

D. Relação custo-eficácia

São necessárias análises de custo-eficácia para avaliar a viabilidade económica da incorporação da membrana amniótica nos procedimentos endodônticos. Isto inclui considerar os custos associados ao processamento, armazenamento e aplicação clínica da membrana.

Conclusão

A membrana amniótica tem um grande potencial de utilização em vários procedimentos endodônticos para promover a cicatrização e a regeneração. Através de um processamento e aplicação cuidadosos, pode servir como um complemento valioso na cirurgia periapical, endodontia regenerativa, apexificação e pulpotomia. A investigação e o desenvolvimento contínuos nesta área são essenciais para aproveitar todos os benefícios terapêuticos da membrana amniótica na endodontia.

VÁRIOS SUPORTES UTILIZADOS NA ENDODONTIA REGENERATIVA

A endodontia regenerativa tem como objetivo restaurar a função e a vitalidade dos tecidos dentários danificados, particularmente em dentes imaturos com polpas necróticas ou periodontite apical. O sucesso dos procedimentos regenerativos depende muitas vezes da escolha do suporte, que fornece apoio estrutural e facilita o crescimento e a regeneração dos tecidos. Foram investigados vários suportes para utilização em endodontia regenerativa, cada um com as suas vantagens e limitações únicas. Segue-se uma visão geral dos vários suportes utilizados na endodontia regenerativa:

1. Andaimes de colagénio

Os suportes de colagénio são derivados do colagénio natural, um dos principais componentes da matriz extracelular. Estes suportes são biocompatíveis, biodegradáveis e fornecem uma estrutura tridimensional para a fixação e proliferação de células. Os suportes de colagénio podem ser utilizados isoladamente ou em combinação com factores de crescimento.

Vantagens:

- Excelente biocompatibilidade.
- Apoia a adesão e a proliferação das células.
- Facilita a angiogénese.
- Pode ser facilmente adaptada para se ajustar ao espaço do canal radicular.

Limitações:

- Degradação rápida.
- Falta de resistência mecânica.
- Requer reticulação para aumentar a estabilidade.

2. Fibrina rica em plaquetas (PRF)

O PRF é um suporte autólogo derivado do sangue do doente. É preparado através da centrifugação do sangue para concentrar plaquetas e factores de crescimento, formando uma matriz de fibrina. O PRF liberta factores de crescimento ao longo do tempo, promovendo a regeneração dos tecidos e a cicatrização de feridas.

Vantagens:

- Autólogo, reduzindo o risco de rejeição imunitária.
- Rico em factores de crescimento, como o fator de crescimento derivado das plaquetas (PDGF), o fator de crescimento transformador beta (TGF-β) e o fator de crescimento endotelial vascular (VEGF).
- Estimula a angiogénese e a regeneração dos tecidos.

Limitações:

- Resistência mecânica limitada.
- Requer recolha de sangue e centrifugação.

3. Suportes à base de fosfato de cálcio

As estruturas de suporte à base de fosfato de cálcio, como a hidroxiapatite (HA) e o fosfato tricálcico (TCP), imitam a composição mineral do osso natural. Estes suportes fornecem apoio estrutural e actuam como reservatórios de iões de cálcio e fosfato, promovendo a mineralização e a regeneração dos tecidos.

Vantagens:

- Biocompatível e osteocondutor.
- Aumenta a mineralização e a deposição de dentina.
- Fornece suporte estrutural ao canal radicular.

Limitações:

- Capacidade limitada de degradação e remodelação.
- Pode apresentar fragilidade.
- Requer um ajuste preciso ao canal radicular.

4. Andaimes poliméricos

Os suportes poliméricos são materiais sintéticos que proporcionam uma plataforma personalizável para a fixação e o crescimento de células. Podem ser fabricados a partir de vários polímeros, como o poli(ácido lático-co-glicólico) (PLGA), a policaprolactona (PCL) e o polietilenoglicol (PEG).

Vantagens:

- Propriedades mecânicas ajustáveis.
- Biocompatível e biodegradável.
- Pode ser fabricado em várias formas e tamanhos.
- Proporciona uma libertação sustentada de factores de crescimento e medicamentos.

Limitações:

- Requer uma conceção cuidadosa para garantir uma cinética de degradação óptima.
- Pode não ter osteocondutividade.
- Potencial de resposta inflamatória.

5. Suportes de dentina

A dentina serve como um suporte natural na endodontia regenerativa devido às suas propriedades biológicas e estruturais. A matriz da dentina contém factores de crescimento como a proteína 1 da matriz da dentina (DMP-1) e as proteínas morfogenéticas ósseas (BMPs) que promovem a diferenciação e mineralização odontoblástica.

Vantagens:

- Biocompatível e bioativo.
- Contém factores de crescimento endógenos.
- Favorece a diferenciação das células odontoblastóides.
- Melhora a deposição de dentina e o desenvolvimento radicular.

Limitações:

- Disponibilidade limitada em dentes não vitais.
- Pode necessitar de desmineralização para expor os factores de crescimento.
- Qualidade e composição variáveis.

6. Andaimes de quitosano

O quitosano é um polissacárido natural derivado da quitina, que se encontra no exoesqueleto dos crustáceos. Os suportes de quitosano são biocompatíveis, biodegradáveis e possuem propriedades antimicrobianas. Podem ser utilizados isoladamente ou em combinação com outros materiais.

Vantagens:

- Biocompatível e biodegradável.
- Apresenta propriedades antimicrobianas.
- Apoia a fixação e a proliferação das células.
- Favorece a regeneração dos tecidos.

Limitações:

- Resistência mecânica limitada.
- Degradação rápida.
- Potencial para reacções inflamatórias.

Conclusão

A escolha do suporte em endodontia regenerativa depende de vários factores, incluindo o resultado clínico pretendido, a facilidade de utilização e a biocompatibilidade. Cada estrutura tem as suas vantagens e limitações, e a investigação em curso visa otimizar as suas propriedades e aumentar a sua eficácia na promoção da regeneração dos tecidos. Ao selecionar e conceber cuidadosamente os suportes, os clínicos podem melhorar as taxas de sucesso dos procedimentos endodônticos regenerativos e, em última análise, restaurar a função e a vitalidade dos tecidos dentários danificados.

ATÉ À DATA, RELATOS DE CASOS EM ENDODONTIA

1. Potenciais aplicações da membrana amniótica humana em endodontia: Uma série de casos de três procedimentos diferentes

A membrana placentária mais interna que nutre e protege o feto em desenvolvimento é denominada membrana amniótica humana (MHA). Embora seja amplamente utilizada em muitos procedimentos orais e maxilofaciais, a endodontia é uma área de aplicação relativamente recente. A aplicação dessa membrana terapêutica em três procedimentos endodônticos distintos - pulpotomia, revascularização e cirurgia de extremidade radicular - é descrita na presente série de casos. No caso 1 (pulpotomia), a polpa radicular cicatrizou e o paciente deixou de apresentar sintomas durante o acompanhamento. No segundo exemplo (revascularização), o paciente deixou de ter sintomas, mas mesmo após dois anos de acompanhamento, o comprimento e o diâmetro da raiz não tinham aumentado. No caso 3, no seguimento de 6 meses, o defeito ósseo estava totalmente cicatrizado. O uso do hAM em vários esquemas de tratamento endodôntico parece ser digno de nota. Este trabalho descreveu uma possível limitação do seu uso. Para uma comprovação mais forte da mesma, são necessários mais ensaios clínicos.

- Johri, Saumya; Verma, Promila; Bains, Ritmo. Potenciais aplicações da membrana amniótica humana em endodontia: Uma série de casos de três procedimentos diferentes. Endodontologia 36(1):p 80-85, Jan-Mar 2024. | DOI: 10.4103/endo.endo_11_23

2) Efeito da membrana amniótica e da membrana de fibrina rica em plaquetas na cicatrização óssea após cirurgia endodôntica: Um estudo ultrassonográfico, randomizado e controlado

Na cirurgia endodôntica, a utilização de barreiras membranares e de materiais de enxerto ósseo incentiva a cicatrização por regeneração, em oposição à reparação do tecido cicatricial. A membrana amniótica humana tem importantes qualidades regenerativas e terapêuticas que podem ajudar a otimizar a reabilitação periapical e melhorar a recuperação pós-operatória. O presente ensaio utilizou a ultrassonografia com doppler a cores para avaliar a capacidade de cicatrização da membrana amniótica e compará-la com a fibrina rica em plaquetas. Este estudo é um estudo aleatório, randomizado, duplamente cego, de centro único e grupo paralelo. Trinta e quatro pacientes sistemicamente saudáveis que necessitavam de cirurgia endodôntica foram escolhidos aleatoriamente e divididos em dois grupos. A lesão óssea foi curetada cirurgicamente e depois preenchida com enxerto de hidroxiapatita. Depois de cobrir a cripta óssea com membrana amniótica (Grupo 1) e fibrina rica em plaquetas (Grupo 2), o retalho foi suturado. A vascularização e a área de superfície da lesão foram medidas com doppler a cores e ultra-sons: Observou-se que a vascularização média em um mês e a mudança média da vascularização da linha de base para um mês diferiram significativamente entre os grupos ($p < 0,05$). Não houve diferença estatisticamente significativa na área de superfície média entre os grupos. No entanto, a aplicação clínica, a disponibilidade e a relação custo-eficácia da membrana amniótica apoiam-na como uma alternativa terapêutica promissora na tradução clínica. São necessários mais ensaios em grande escala e estudos histo-lógicos

- Johri S, Verma P, Tikku AP, Bains R, Kohli N. Efeito da membrana amniótica e da membrana de fibrina rica em plaquetas na cicatrização óssea após cirurgia endodôntica: Um estudo ultrassonográfico, randomizado e controlado. Jornal de Engenharia de Tecidos e Medicina Regenerativa. 2022 Dec;16(12):1208-22.

3. O Efeito do Córion Amniótico ou da Membrana de Colagénio como Matriz no Microambiente Durante um Procedimento Endodôntico Regenerativo

A utilização da membrana como matriz é aconselhada pelas propriedades significativas de migração celular, angiogénese e cicatrização anti-inflamatória que o colagénio e a membrana do âmnio-coro demonstraram. Também demonstraram uma capacidade de mineralização comparável à das CSC.

- Bang JY, Youn KE, Kim RH, Song M. O efeito do âmnio-córion ou da membrana de colagénio como matriz no microambiente durante um procedimento endodôntico regenerativo. Jornal de Endodontia. 2022 Oct 1;48(10):1285-93.

4. Um novo procedimento endodôntico regenerativo num dente imaturo traumatizado utilizando membrana amniótica

Um dos efeitos mais comuns do traumatismo dentário que impede o desenvolvimento da raiz é a não vitalidade do dente. A utilização da membrana amniótica em processos de transplante e regeneração tem suscitado grande interesse. Este artigo descreve um caso raro e excecional de um procedimento endodôntico regenerativo bem sucedido realizado numa menina de 8 anos de idade, com um incisivo central superior direito imaturo e traumatizado, utilizando membrana amniótica. Foi observado um crescimento radicular progressivo com fecho apical durante a avaliação clínica e radiográfica realizada durante as consultas de revisão aos 1, 3, 6, 9 e 12 meses.

- Joseph EJ, Karuna MY, Rao A, Rao A, Nayak AP. Um novo procedimento endodôntico regenerativo em um dente imaturo traumatizado usando membrana amniótica. Jornal de Investigação Dentária. 2021 Jan 1;18(1):28

5. Terapia Endodôntica Regenerativa em Dentes Maduros Utilizando a Membrana Composta de Âmnio-Córion de Origem Humana como Suporte Bioativo: Uma investigação piloto em animais

- Kim SG, Solomon CS. Terapia endodôntica regenerativa em dentes maduros utilizando membrana composta de âmnio-coroa derivada de humanos como suporte bioativo: Uma investigação piloto em animais. Jornal de Endodontia. 2021 Jul 1;47(7):1101-9.

6. A membrana amniótica humana como agente terapêutico na pulpotomia de molares permanentes

- Johri S, Verma P, Bains R, Tikku AP. Membrana amniótica humana como agente terapêutico em pulpotomia de molares permanentes. Relatórios de Caso BMJ CP. 2021 Oct 1;14(10):e243414.

7. Singh GP, Attavar SH, Kavuri S. Amnion Membrane Matrix and Bio Dentine in the Management of an External Apical Root Resorption. Anais da especialidade dentária. 2022;10(2-2022):11-4.

8. Bakhtiar H, Mousavi MR, Rajabi S, Pezeshki-Modaress M, Ayati A, Ashoori A, Ellini MR, Baaji K, Kamali A, Abediasl Z, Azarpazhooh A. Fabrico e caraterização de um novo hidrogel injetável de membrana amniótica humana para regeneração do complexo dentina-polpa. Materiais Dentários. 2023 Ago 1;39(8):718-28.

APLICAÇÕES FUTURAS DA MEMBRANA AMNIÓTICA EM ENDODONTIA

O campo da endodontia está em constante evolução, impulsionado pelos avanços da tecnologia, da ciência dos materiais e das terapias regenerativas. Entre as tendências emergentes, o uso da membrana amniótica é uma promessa significativa para moldar o futuro do tratamento endodôntico. Nesta discussão, iremos explorar as potenciais aplicações futuras da membrana amniótica na endodontia, destacando o seu papel na melhoria dos resultados do tratamento, promovendo a regeneração dos tecidos e fazendo avançar o campo para abordagens mais biológicas.

1. endodontia regenerativa

Uma das perspectivas mais interessantes para a membrana amniótica na endodontia é a sua aplicação em procedimentos endodônticos regenerativos. A terapia endodôntica tradicional concentra-se na remoção de tecido infetado ou necrótico do sistema de canais radiculares. No entanto, a endodontia regenerativa tem como objetivo restaurar a vitalidade e a função do complexo polpa-dentina, promovendo a regeneração do tecido da polpa dentária, da dentina e das estruturas periapicais.

A membrana amniótica, com a sua rica fonte de factores de crescimento, citocinas e componentes da matriz extracelular, pode servir como um suporte para apoiar a regeneração de tecidos no espaço do canal radicular. Ao aplicar a membrana amniótica como suporte biológico, os clínicos podem criar um ambiente propício ao recrutamento, proliferação e diferenciação de células estaminais da região periapical ou de restos de polpa dentária.

Além disso, as propriedades anti-inflamatórias e imunomoduladoras da membrana amniótica podem ajudar a reduzir a inflamação e a promover a cicatrização dos tecidos no sistema de canais radiculares. Isto é particularmente benéfico em casos de necrose pulpar ou periodontite apical, em que a resposta imunitária desempenha um papel crucial no resultado do tratamento endodôntico.

Com mais investigação e desenvolvimento, os suportes baseados na membrana amniótica poderão ser concebidos para fornecer factores de crescimento e moléculas bioactivas de forma controlada, aumentando assim o seu potencial regenerativo. Além disso, os avanços nas técnicas de engenharia de tecidos podem permitir o fabrico de estruturas personalizadas, adaptadas às necessidades específicas de cada paciente, optimizando ainda mais os resultados dos procedimentos endodônticos regenerativos.

2. tratamento de lesões periapicais:

As lesões periapicais, como os quistos ou granulomas periapicais, representam um desafio significativo na terapia endodôntica. As abordagens de tratamento convencionais envolvem frequentemente o tratamento não cirúrgico do canal radicular ou a intervenção cirúrgica, como a cirurgia apical. No entanto, estes tratamentos nem sempre resultam na resolução completa da lesão e podem acarretar riscos de complicações pós-operatórias.

A membrana amniótica apresenta uma nova abordagem para o tratamento de lesões periapicais, promovendo a regeneração dos tecidos e a resolução do processo inflamatório. Ao colocar a membrana amniótica sobre a lesão periapical durante a cirurgia endodôntica ou como barreira em lesões periapicais, os clínicos podem aproveitar as suas propriedades anti-inflamatórias, antimicrobianas e regenerativas para facilitar a cicatrização e a reparação dos tecidos.

Estudos têm demonstrado que a aplicação da membrana amniótica em conjunto com a terapia endodôntica convencional pode levar a uma resolução mais rápida das lesões periapicais, redução da dor pós-operatória e melhor cicatrização periapical. Além disso, a utilização da membrana amniótica como barreira pode impedir a entrada de células epiteliais e bactérias no espaço do canal radicular, reduzindo o risco de reinfeção e melhorando o prognóstico a longo prazo dos dentes tratados endodonticamente.

No futuro, o desenvolvimento de membranas bioactivas que incorporem factores de crescimento ou agentes antimicrobianos poderá aumentar ainda mais a eficácia da membrana amniótica no tratamento de lesões periapicais. Além disso, técnicas avançadas de imagiologia, como a tomografia computorizada de feixe cónico (CBCT) e a ressonância magnética (MRI), podem facilitar a colocação e a monitorização precisas da membrana amniótica nas lesões periapicais, garantindo resultados clínicos óptimos.

3. tratamento de lesões dentárias traumáticas:

As lesões dentárias traumáticas, como a avulsão, a intrusão ou a luxação, podem resultar em danos significativos na polpa dentária e nos tecidos circundantes. O tratamento atempado e adequado destas lesões é crucial para preservar a vitalidade da polpa e prevenir complicações como a necrose pulpar ou a reabsorção radicular.

A membrana amniótica é promissora no tratamento de lesões dentárias traumáticas, fornecendo um suporte biocompatível e bioativo para promover a reparação e regeneração dos tecidos. Em casos de exposição da polpa devido a traumatismo, a membrana amniótica pode ser utilizada como uma barreira para proteger a polpa exposta e facilitar a sua cicatrização.

Além disso, as propriedades anti-inflamatórias da membrana amniótica podem ajudar a reduzir a inflamação pós-traumática e a promover a cicatrização dos tecidos na região periapical. Isto é particularmente importante em casos de fracturas radiculares ou lesões por luxação, em que os tecidos circundantes podem sofrer um trauma e uma inflamação significativos.

No futuro, as terapias baseadas na membrana amniótica poderão ser integradas nos protocolos de tratamento de lesões dentárias traumáticas, quer como tratamento autónomo, quer em combinação com outras técnicas regenerativas. Além disso, o desenvolvimento de formulações injectáveis ou de hidrogéis que incorporem a membrana amniótica poderá permitir a administração minimamente invasiva de agentes regenerativos no local da lesão, aumentando a sua eficácia e promovendo a regeneração dos tecidos.

4. terapia adjuvante para cirurgia endodôntica:

A cirurgia endodôntica, como a ressecção apical ou a ressecção da extremidade da raiz, é frequentemente indicada em casos de patologia periapical persistente ou de insucesso do tratamento não cirúrgico do canal radicular. Embora estes procedimentos tenham taxas de sucesso elevadas, existe ainda um risco de complicações pós-operatórias, como infeção, cicatrização retardada ou reabsorção da extremidade da raiz.

A membrana amniótica pode servir como terapia adjuvante na cirurgia endodôntica, promovendo a cicatrização de feridas, reduzindo a inflamação e prevenindo complicações pós-operatórias. Ao colocar a membrana amniótica sobre a extremidade da raiz ressecada ou como uma barreira no local da cirurgia, os clínicos podem criar um ambiente favorável à regeneração dos tecidos e à cicatrização periapical.

Além disso, as propriedades antimicrobianas da membrana amniótica podem ajudar a reduzir o risco de infecções pós-operatórias, que são uma preocupação comum na cirurgia endodôntica. Isto é particularmente relevante nos casos em que a integridade do sistema de canais radiculares está comprometida, aumentando a suscetibilidade à colonização bacteriana e à reinfeção.

A investigação futura poderá centrar-se na otimização das técnicas cirúrgicas para a incorporação da membrana amniótica na cirurgia endodôntica, assegurando a sua correta colocação e integração com os tecidos circundantes. Além disso, o desenvolvimento de membranas bioactivas contendo factores de crescimento ou moléculas recrutadoras de células estaminais poderá aumentar ainda mais o potencial regenerativo da membrana amniótica na cirurgia endodôntica.

5. **materiais biomiméticos e engenharia de tecidos:**

À medida que o campo da endodontia avança para abordagens mais biológicas, há um interesse crescente em materiais biomiméticos e construções de engenharia de tecidos para promover a regeneração e reparação de tecidos. A membrana amniótica, com a sua composição natural e propriedades biológicas, serve como um excelente modelo para o desenvolvimento de tais materiais. Os investigadores estão a explorar várias estratégias para criar estruturas à base de membrana amniótica com capacidades regenerativas melhoradas, como a incorporação de factores de crescimento, células estaminais ou nanomateriais. Estas construções artificiais podem imitar a matriz extracelular nativa e proporcionar um microambiente propício à regeneração e integração de tecidos.

Além disso, os avanços na tecnologia de impressão 3D permitem o fabrico de estruturas personalizadas com uma arquitetura e propriedades mecânicas precisas, melhorando ainda mais a sua compatibilidade com os tecidos hospedeiros. Estas estruturas podem ser adaptadas para corresponder às dimensões e à geometria do sistema de canais radiculares, assegurando um contacto e uma integração ideais com os tecidos periapicais.

No futuro, os materiais biomiméticos baseados na membrana amniótica poderão tornar-se componentes integrais das terapias endodônticas regenerativas, oferecendo uma abordagem personalizada à regeneração e reparação dos tecidos. Além disso, o desenvolvimento de formulações injectáveis ou injetáveis poderá permitir a administração minimamente invasiva destes materiais, expandindo a sua aplicabilidade na prática clínica.

6. tradução clínica e normalização:

Apesar do potencial promissor da membrana amniótica na endodontia, a sua adoção clínica generalizada requer a padronização de protocolos e a aprovação regulamentar. Os clínicos devem aderir às diretrizes estabelecidas para a aquisição, processamento e aplicação da membrana amniótica para garantir a segurança e a eficácia.

As agências reguladoras desempenham um papel crucial na supervisão da produção e distribuição de produtos à base de membrana amniótica, assegurando o cumprimento das normas de qualidade e das diretrizes éticas. Além disso, a colaboração entre investigadores, clínicos e parceiros da indústria é essencial para traduzir os resultados pré-clínicos em terapias clinicamente viáveis.

São necessários ensaios clínicos com amostras de grandes dimensões e um acompanhamento a longo prazo para validar a eficácia e a segurança da membrana amniótica em várias aplicações endodônticas. Além disso, são necessárias análises de custo-eficácia e estudos comparativos para avaliar as implicações económicas da integração da membrana amniótica na prática clínica de rotina.

Além disso, a educação contínua e os programas de formação podem ajudar a familiarizar os clínicos com os mais recentes desenvolvimentos em terapias baseadas na membrana amniótica e fornecer orientações sobre a sua implementação clínica. Ao fomentar a colaboração interdisciplinar e o intercâmbio de conhecimentos, a área da endodontia pode aproveitar todo o potencial da membrana amniótica para melhorar os resultados dos pacientes e fazer avançar o padrão de cuidados.

Em conclusão, o futuro da endodontia reserva possibilidades interessantes com a integração de terapias baseadas na membrana amniótica na prática clínica. Desde a endodontia regenerativa ao tratamento de lesões periapicais e lesões dentárias traumáticas, a membrana amniótica oferece uma abordagem versátil e biologicamente orientada para a reparação e regeneração de tecidos. Com a investigação em curso e os avanços tecnológicos, as potenciais aplicações da membrana amniótica na endodontia são ilimitadas, abrindo caminho a modalidades de tratamento mais eficazes, minimamente invasivas e centradas no paciente.

CONCLUSÃO

Em conclusão, a utilização da membrana amniótica na endodontia apresenta uma via promissora para aumentar as taxas de sucesso e melhorar os resultados de vários procedimentos endodônticos. Ao longo desta exploração, aprofundámos as propriedades, aplicações e vantagens da membrana amniótica na endodontia, destacando o seu potencial para revolucionar as modalidades de tratamento tradicionais. A membrana amniótica, derivada da camada mais interna da placenta, possui propriedades biológicas únicas que a tornam uma candidata ideal para terapias regenerativas em endodontia.

Uma das principais vantagens da utilização da membrana amniótica são as suas propriedades anti-inflamatórias e imunomoduladoras, que podem ajudar a reduzir a inflamação, promover a regeneração dos tecidos e prevenir a infeção. Isto é particularmente benéfico nos procedimentos endodônticos, onde a inflamação e a infeção são desafios comuns. Ao aproveitar estas propriedades, a membrana amniótica tem o potencial de melhorar o processo de cicatrização e reduzir as complicações pós-operatórias em pacientes endodônticos.

Além disso, a presença de factores de crescimento e de citocinas na membrana amniótica promove a angiogénese, a proliferação celular e a regeneração dos tecidos, facilitando assim a reparação dos tecidos danificados na região periapical. Isto é especialmente importante em casos de lesões periapicais e periodontite apical, onde a regeneração dos tecidos periapicais é essencial para o sucesso a longo prazo do tratamento endodôntico. Ao estimular a regeneração dos tecidos, a membrana amniótica pode ajudar a preservar a dentição natural e evitar a necessidade de procedimentos mais invasivos, como a cirurgia apical ou a extração de dentes.

Além disso, as propriedades antimicrobianas da membrana amniótica desempenham um papel crucial na prevenção da colonização bacteriana e da formação de biofilme no sistema de canais radiculares. Isto pode reduzir significativamente o risco de reinfeção e melhorar o prognóstico dos dentes tratados endodonticamente. Além disso, foi demonstrado que os componentes bioactivos da membrana amniótica aumentam a fixação e a proliferação de células estaminais da polpa dentária, promovendo a regeneração do tecido pulpar e preservando a vitalidade da polpa. Isto abre novas possibilidades para procedimentos endodônticos regenerativos, em que o objetivo é restaurar a vitalidade e a função do complexo polpa-dentina.

Outro aspeto importante da utilização da membrana amniótica na endodontia é a sua facilidade de aplicação e manuseamento. A membrana amniótica pode ser facilmente obtida a partir de bancos de tecidos ou de fontes comerciais, e pode ser armazenada sob a forma liofilizada durante longos períodos de tempo sem perder a sua atividade biológica. A sua natureza flexível permite-lhe adaptar-se à forma do sistema de canais radiculares, assegurando um contacto ótimo com os tecidos periapicais. Além disso, a utilização da membrana amniótica elimina a necessidade de colheita de tecidos autólogos do paciente, reduzindo assim a morbilidade cirúrgica e o tempo operatório.

Além disso, a biocompatibilidade da membrana amniótica faz com que seja bem tolerada pelos tecidos do hospedeiro, minimizando o risco de reacções adversas ou rejeição. Isto é particularmente vantajoso em pacientes com sistemas imunitários comprometidos ou naqueles que são propensos a reacções alérgicas. Além disso, a utilização da membrana amniótica na endodontia é rentável em comparação com outros materiais regenerativos ou intervenções cirúrgicas, tornando-a acessível a um maior número de pacientes.

Apesar destas vantagens promissoras, é importante reconhecer que a utilização da membrana amniótica em endodontia ainda se encontra numa fase inicial, sendo necessária mais investigação para compreender plenamente a sua eficácia clínica e os resultados a longo prazo. São necessários ensaios clínicos aleatórios e controlados com amostras maiores para validar os resultados dos estudos experimentais e clínicos. Além disso, são necessários estudos de acompanhamento a longo prazo para avaliar a durabilidade e a sustentabilidade dos efeitos regenerativos da membrana amniótica.

Além disso, a normalização dos protocolos para a preparação, manuseamento e aplicação da membrana amniótica é essencial para garantir a consistência e a reprodutibilidade em diferentes contextos clínicos. Isto inclui a otimização dos métodos de esterilização, preservação e armazenamento da membrana amniótica para manter a sua atividade biológica e integridade. Para além disso, os avanços na engenharia de tecidos e na ciência dos biomateriais podem levar ao desenvolvimento de novas formulações ou suportes que incorporem a membrana amniótica, o que poderá aumentar ainda mais o seu potencial terapêutico em endodontia.

Em conclusão, a utilização da membrana amniótica é muito promissora para o avanço do campo da endodontia, proporcionando uma abordagem eficaz e minimamente invasiva para a regeneração e reparação de tecidos. As suas propriedades biológicas únicas, incluindo capacidades anti-inflamatórias, imunomoduladoras, antimicrobianas e regenerativas, tornam-na um complemento valioso das terapias endodônticas convencionais. Com mais investigação e desenvolvimento, a membrana amniótica tem o potencial de se tornar um pilar no armamentário dos profissionais de endodontia, oferecendo novas oportunidades para preservar a dentição natural e melhorar os resultados dos pacientes.

REFRÊNCIAS

1. Mamede AC, Carvalho MJ, Abrantes AM, Laranjo M, Maia CJ, Botelho MF. Membrana amniótica: Da estrutura e funções às aplicações clínicas. Investigação em Tecidos Celulares 2012;349:447-58

2. Bourne GL. A anatomia microscópica do âmnio e do córion humanos. Am J Obstet Gynecol 1960;79:1070-3 .

3. Arai N, Tsuno H, Okabe M, Yoshida T, Koike C, Noguchi M, et al. Aplicação clínica de uma membrana amniótica hiper-seca em defeitos cirúrgicos da mucosa oral. J Oral Maxillofac Surg 2012;70:2221-8 .

4. Gheisari R, Mosaddad SA, Adibi S. Preservação do alvéolo dentário mandibular posterior com membrana amniótica e osso de aloenxerto versus métodos convencionais. J Res Med Dent Sci 2017;5:95-101

5. Sadler TW, Langman J. Langman's Medical Embryology 12th ed., Philadelphia. Philadelphia: Wolters Kluwer Health/Lippincott Williams & Wilkins; 2012; 384

6. Fernandes M, Sridhar MS, Sangwan VS, Rao GN. Transplante de membrana amniótica para reconstrução da superfície ocular. Cornea 2005;24:643-53

7. Mohan R, Bajaj A, Gundappa M. Membrana do âmnio humano: Potenciais aplicações no domínio oral e periodontal. J Int Soc Prev Community Dent 2017;7:15-21

8. Arai N, Tsuno H, Okabe M, Yoshida T, Koike C, Noguchi M, et al. Aplicação clínica de uma membrana amniótica hiper-seca em defeitos cirúrgicos da mucosa oral. J Oral Maxillofac Surg 2012;70:2221-8

9. Ni J, Abrahamson M, Zhang M, Fernandez MA, Grubb A, Su J, et al. A cistatina E é um novo inibidor da cisteína proteinase humana com semelhança estrutural com as cistatinas da família 2. J Biol Chem 1997;272:10853-8

10. Bang JY, Youn KE, Kim RH, Song M. O efeito do âmnio-coro ou da membrana de colagénio como matriz no microambiente durante um procedimento endodôntico regenerativo. J Endod 2022;48:1285-93.e2

11. Ishino Y, Sano Y, Nakamura T, Connon CJ, Rigby H, Fullwood NJ, et al. A membrana amniótica como veículo para o transplante de células endoteliais da córnea humana cultivadas. Invest Ophthalmol Vis Sci 2004;45:800-6

12. Kim SG, Malek M, Sigurdsson A, Lin LM, Kahler B. Endodontia regenerativa: Uma revisão abrangente. Int Endod J 2018;51:1367-88 .

13. Alobaid AS, Cortes LM, Lo J, Nguyen TT, Albert J, Abu-Melha AS, et al. Resultados clínicos e radiográficos do tratamento de dentes permanentes imaturos por revascularização ou apexificação: Um estudo piloto de coorte retrospetivo. J Endod 2014;40:1063-70

14. Nagaveni NB, Poornima P, Bajaj M, Mathew MG, Soni AJ. Revascularização de um dente permanente imaturo e não vital usando membrana amniótica: Uma nova abordagem. Int J Clin Pediatr Dent 2019;12:150-2

15. Zubizarreta-Macho Á, Tosin R, Tosin F, Velasco Bohórquez P, San Hipólito Marín L, Montiel-Company JM, et al. Influência das técnicas de regeneração tecidular guiada na taxa de sucesso da cicatrização do tratamento endodôntico cirúrgico: Uma revisão sistemática e meta-análise de rede. J Clin Med 2022;11:1062 .

16. Kothiwale SV, Anuroopa P, Gajiwala AL. Uma avaliação clínica e radiológica de DFDBA com membrana amniótica versus xenoenxerto derivado de bovino com membrana amniótica em defeitos de furca periodontal humana de grau II. Banco de Tecidos e Células 2009;10:317-26

17. Kumar KA, Chakravarthy M, Selvarajan S, Ramakrishnan T, Ari G. Utilização de uma membrana amniótica como uma nova barreira num dente com um prognóstico questionável. J Indian Soc Periodontol 2017;21:237-40

18. Kaur J, Bathla SC. Potencial regenerativo da fibrina autóloga rica em plaquetas com e sem membrana de âmnio no tratamento de defeitos de furca de grau II: Um estudo clinicoradiográfico. J Indian Soc Periodontol 2018;22:235-42

19. Johri S, Verma P, Tikku AP, Bains R, Kohli N. Efeito da membrana amniótica e da membrana de fibrina rica em plaquetas na cicatrização óssea após cirurgia endodôntica: Um estudo ultrassonográfico, randomizado e controlado. J Tissue Eng Regen Med 2022;16:1208-22

20. Akhlaghi F, Hesami N, Rad MR, Nazeman P, Fahimipour F, Khojasteh A. Regeneração óssea melhorada através de membrana amniótica carregada com MSCs derivadas da almofada de gordura bucal como adjuvante na reconstrução maxilomandibular. J Craniomaxillofac Surg 2019;47:1266-73 .

21. Elkhenany H, El-Derby A, Abd Elkodous M, Salah RA, Lotfy A, El-Badri N. Aplicações da membrana amniótica na engenharia e regeneração de tecidos: o desafio dos cem anos. Stem Cell Res Ther. 2022 Jan 10;13(1):8.

22. Gholipourmalekabadi, M., Bandehpour, M., Mozafari, M., Hashemi, A., Ghanbarian, H., Sameni, M., et al. (2015). Membrana amniótica humana descelularizada: é necessário mais para um curativo eficiente para proteção de queimaduras contra bactérias resistentes a antibióticos isoladas de pacientes queimados. Burns, 41(7), 1488-1497.

23. Gholipourmalekabadi, M., Chauhan, N. P. S., Farhadihosseinabad, B., & Samadikuchaksaraei, A. (2016). Membrana amniótica humana como fonte biológica para a medicina regenerativa. Em B. Arjmand (Ed.), Células estaminais derivadas de tecidos perinatais: Fontes alternativas de células estaminais fetais (pp. 81-105). Cham: Springer International Publishing.

24. Gholipourmalekabadi, M., Farhadihosseinabadi, B., Faraji, M., & Nourani, M. R. (2019). Como os procedimentos de preparação e preservação afetam as propriedades da membrana amniótica? Quão seguros são os procedimentos? Burns, no prelo.

25. Gholipourmalekabadi, M., Khosravimelal, S., Nokhbedehghan, Z., Sameni, M., Jajarmi, V., Urbanska, A. M., et al. (2019). Modulação da formação de cicatriz hipertrófica usando membrana amniótica / membrana de bicamada de fibroína de seda eletrofiada em um modelo de orelha de coelho. ACS Bioma- terials Science & Engineering, 5(3), 1487-1496.

26. Jirsova, K., & Jones, G. L. (2017). Membrana amniótica em oftalmologia: Propriedades, preparação, armazenamento e indicações para enxerto - uma revisão. Banco de Células e Tecidos, 18(2), 193-204.

ÍNDICE DE CONTEÚDOS

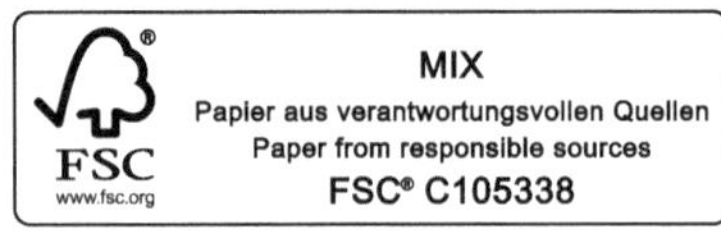

Printed by Books on Demand GmbH, Norderstedt / Germany